は

2020年に商用サービスが始まった5G（第5世代移動通信システム）は、地球と地球上に生息している全ての生物に対して、その生存をおびやかす脅威です。

2時間の映画を3秒でダウンロードするために、全てのモノをインターネットにつなぐために、「100メートルおきに基地局を建てる」、自動運転車を走らせるために「邪魔となる樹木を何百万本も切り倒す」。許されることなのでしょうか。

目先の利益や便利さのために、動植物の命を傷つけ、地球のシューマン共振に悪影響を及ぼす。それらの行為は、ひいては自分自身の首をしめ（精子の劣化・自然流産・がんの増加・認識機能障害・循環器障害など）、次世代の命をも危険にさらすことになるのです。

「大地は7代先の子孫からの借り物」という北米先住民・イロコワ族のことわざがあります。私たちには、大地を7代先（約100年後）の子孫に、借りた状態で返す義務があるのです。すでに、借りたときよりかなり壊してしまいましたが、これ以上の地球破壊には歯止めをかけねばなりません。

5Gとは何か、一人でも多くの人に知らせて「5Gストップ」の声をあげ、市町村で「住宅地には5Gアンテナを建てさせない」など、新たな条例を作ることが必要です。

2004年に成立・施行された「消費者基本法」（「安全が確保される権利」「選択の機会が確保される権利」「意見が反映される権利」「被害から適切・迅速に救済される権利」など8つの権利が明記）なども味方につけながら、5G反対の声をあげたいものです。本冊子を、5Gから身を守るために役立てていただければ幸いです。

　　　2020年2月22日

　　　　　　　　　　　　　　　　　古庄弘枝

―目 次―

知ることは力です

1章

5Gとは何か

1-1　帯域幅の広い電磁放射線を使う5G

■5Gは第5世代移動通信システム

　2020年春から日本で本格的に商用サービスが始まる5G（ファイブジー）ですが、5Gとは何なのでしょうか。「5 th Generation」の略で、「第5世代移動通信システム」のことです。携帯電話はほぼ10年ごとに世代交代しています。

　1980年代に第1世代（1G　1979～2000年）が、1990年代に第2世代（2G　1993～2012年）が、2000年代に第3世代（3G　2001年～）が、2010年代に第4世代（4G　2015年～）が登場しています。そして、2020年代に登場したのが第5世代（5G）というわけです（右上図）。

　5Gは2019年4月3日から米国と韓国で、同年4月17日からスイスで商用サービスが始まりました。同年10月時点で20ヵ国がサービス中です（5G Americasによる）。

■4G以前の電磁放射線全てよりも広い帯域幅

　携帯電話では、世代を経るごとに使われる電磁放射線の周波数も高くなっています。1Gと2Gでは700～900MHz（メガヘルツ）帯や1.7GHz帯でしたが、3Gでは2GHz帯が、4Gでは3.5GHz帯が使われてきました。そして5Gでは、さらに高い3.7GHz帯、4.5GHz帯、28GHz帯が使われます。

　これら5Gで使われる電磁放射線の特徴は「帯域幅が広い」ということです。4G以前の電磁放射線全ての帯域幅を合わせたよりも広くなっています（右下図）。帯域幅が広いということは、通信速度が速いということを意味します。

移動通信システムの進化（第1世代〜第5世代）

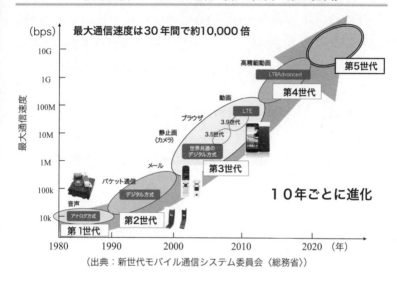

（出典：新世代モバイル通信システム委員会〈総務省〉）

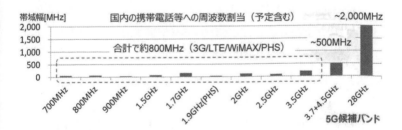

（出典：KDDI「5Gの標準化と最新技術動向—フェーズ1の全容と2020年までのロードマップ 5Gを実現するための具体的な技術：NR（New Radio）」（2018年10月25日））

1-2 「ソサエティ（Society）5.0」とは何か

■「我が国がめざすべき未来社会の姿」

　政府は「第5期（2016〜2020年度）科学技術基本計画」（2016年1月に閣議決定）において、「我が国がめざすべき未来社会の姿」として「ソサエティ（Society）5.0」を提唱しています。

　それは、「ソサエティ1.0」（狩猟社会）、「ソサエティ2.0」（農耕社会）、「ソサエティ3.0」（工業社会）、「ソサエティ4.0」（情報社会）に続く社会で、「超スマート社会」とも呼ばれる次のような社会です。

　「サイバー（仮想）空間とフィジカル（現実）空間を高度に融合させたシステムにより、経済発展と社会的課題の解決を両立する、人間中心の社会」

■全ての人がモノとつながる社会

　「ソサエティ5.0」で現政府が実現させようとしている社会は、以下のように表現されています。

　「IoT（Internet of Things）（モノのインターネット）で全ての人とモノがつながり、さまざまな知識や情報が共有され」「人工知能（AI）により、必要な情報が必要なときに提供され」「ロボットや自動走行車などの技術で、少子高齢化、地方の過疎化、貧富の格差などの課題が克服される」と。

　そして、「成長戦略実行計画」（2019年6月21日閣議決定）のなかで、「ソサエティ5.0」の実現に向けて、「2020年度末までに全都道府県で5Gサービスを開始する」「2024年度までの5G整備計画を加速する」としています。5Gは「ソサエティ5.0」の基盤という位置付けです。

Society5.0 とは

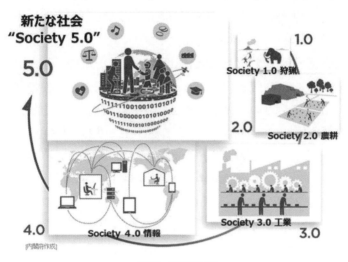

(出典：内閣府 HP)

Society5.0 のしくみ

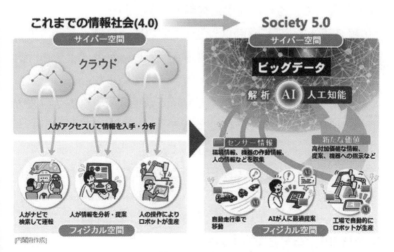

(出典：内閣府 HP)

1-3　5Gの3大特徴とは

■「超高速・大容量」「超低遅延」「多数同時接続」

　5Gの3大特徴として宣伝されているのが、「超高速・大容量」「超低遅延」「多数同時接続」です。

　「超高速・大容量」は、通信速度が4Gの100倍、データ容量が4Gの1000倍ということ。「2時間の映画を3秒でダウンロード」というのが売り文句となっています。

　「超低遅延」は、通信のタイムラグが1ミリ秒（1000分の1秒）ということ。そのため、自動運転、ロボットの遠隔制御、遠隔診断・手術にも応用できると言われています。

　「多数同時接続」は、1平方キロメートル当たり100万台の機器を同時に接続できるということです。これは、自宅部屋内にある約100個の端末・センサーを同時にネットに接続できるということを意味します。IoTを推進するには欠かせない性能です。

■5G導入による経済効果は総額約46.8兆円

　「超高速・大容量」「超低遅延」「多数同時接続」という5Gの特徴を生かして経済成長を加速させたい政府は、企業や行政に積極的に5Gを利用するよう働きかけています。

　政府が試算する5G導入による経済効果は、総務省「電波政策2020懇談会」参考資料によると、総額約46.8兆円」とされています。その中に含まれるのは、
「交通・移動・物流」21兆円、「工場・オフィス」13.4兆円、「医療・健康・介護」5.5兆円、「小売・金融・決済」3.5兆円、「スマートホーム」1.9兆円、「農林水産」4268億円、「教育」3230億円、などとなっています。

5Gの3大特徴

5Gとは、4Gを発展させた「超高速」だけでなく、「多数接続」、「超低遅延」といった新たな機能を持つ次世代の移動通信システム

・「多数接続」
・「超低遅延」

家電、クルマなど、身の回りのあらゆる機器（モノ）がつながる

遠隔地にいてもロボット等の操作をスムーズに行うことができる

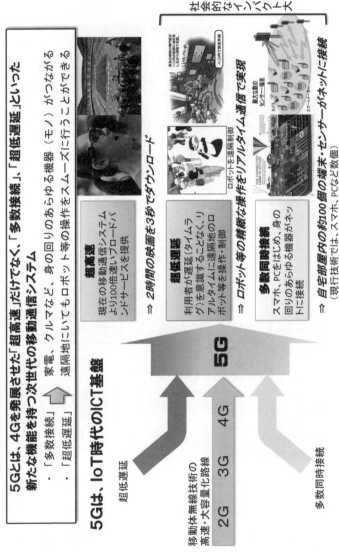

5Gは、IoT時代のICT基盤

移動体無線技術の高速・大容量化路線

超低遅延

多数同時接続

2G 3G 4G → **5G**

超高速
現在の移動通信システムより100倍速いブロードバンドサービスを提供
⇒ 2時間の映画を3秒でダウンロード

超低遅延
利用者が遅延（タイムラグ）を意識することなく、リアルタイムに遠隔地のロボット等を操作・制御
⇒ ロボット等の精緻な操作をリアルタイム通信で実現

多数同時接続
スマホ、PCをはじめ、身の回りのあらゆる機器がネットに接続
⇒ 自宅部屋内の約100個の端末・センサーがネットに接続（現行技術では、スマホ、PCなど数個）

社会的なインパクト大

（出典：新世代モバイル通信システム委員会〈総務省〉）

5Gが展開された街（予想図）

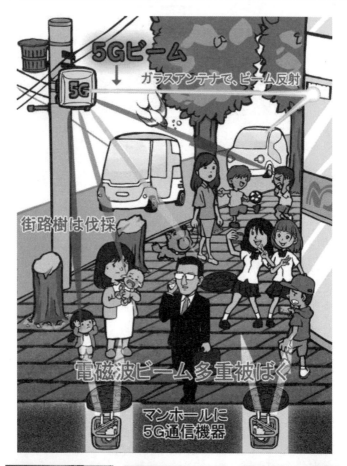

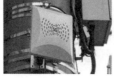

20～100m 間隔で
電柱に設置

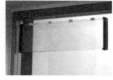

オフィスの窓に設置

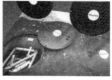

マンホール下に
5Gアンテナ埋設

（出典：5G反対同盟のHP）

2章

5Gの何が危険か

2−1　100メートルおきに基地局

■近距離通信にしか利用できない「ミリ波」

　5Gの導入で問題とされているのが「ミリ波」です。ミリ波とは波長が1〜10㎜の電磁放射線。周波数帯域は30GHz（波長10㎜）〜300GHz（波長1㎜）。5Gでは28GHz帯も使われます。28GHz帯は、正確には「センチ波」（マイクロ波）〔波長1〜10㎝／周波数帯域は3GHz（波長10㎝）〜30GHz（波長1㎝）〕ですが、ミリ波に近いため、一般的に「ミリ波」と呼ばれています[注]。ミリ波の特徴は強い直進性があり、非常に大きな情報量を送ることができる反面、大気中の酸素や水蒸気に吸収されるため、近距離通信にしか利用できないというもの。ミリ波を使う5Gでは、約100メートルおきに基地局が必要となります。

■全ての信号機に5G基地局を設置

　政府は、「世界最先端デジタル国家創造宣言・官民データ活用推進基本計画」（2019年6月14日閣議決定）の中で、全国に設置されている約20万8000基の信号機を5Gの基地局として活用できるようにするとしています。信号機のうち、通信機能をもち集中制御されているものは全体の3割程度ですが、今後は全ての信号機に5G基地局を設置し、2025年度に全国展開の完了をめざすとしています。

　東京都でもこの5Gを早期に普及させようと、2019年8月29日、小池百合子都知事が「TOKYO Data Highway　基本戦略（Version. 1）〜UPDATE TOKYO〜」を発表しました。これは、都有施設を携帯電話事業者に開放し、手続きを簡素化して、5G基地局の整備を後押ししようというものです。

スモールセル
(スモール＝小さい／セル＝基地局のカバー範囲)

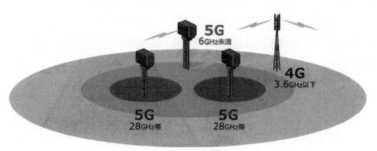

(出典：KDDI)

５Ｇの基地局はカバー範囲が小さい「スモールセル」のため、約100mおきに設置される。

東京都が計画する５Ｇアンテナ基地局の設置場所

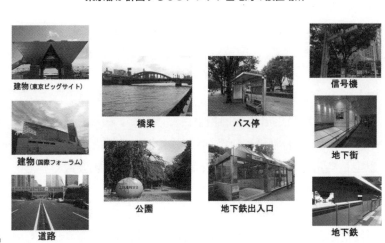

(出典：東京都の５Ｇ推進のための「基本戦略」)

(注) 20GHz～30GHz付近の周波数帯は「準ミリ波」とも呼ばれています。

2-2　近距離でビームを浴びる

■「ビームフォーミング」など新技術を多用

　5Gでは、「ビームフォーミング」（ビームの幅を絞り電力を集中することで電磁放射線が届く範囲を延伸させ、通信品質を向上させる）という新たな通信技術が使われます。

　そして、携帯電話1台ずつへ向けてビームフォーミングを行うために、5G基地局では、多数のアンテナ素子を配置するmassive MIMO（マッシブ・マイモ）という技術も使われます。MIMO（Multi-Input Multi-Output）とは、送信機と受信機の両方に複数のアンテナを搭載して、通信品質を向上させる技術。

　この他、「フェーズドアレイ」（複数のアンテナへ位相差をつけた信号を給電）、「ビームトラッキング」（受信側の移動にあわせてビームの向きを変える）、「ハンドオーバー」（利用者の移動に応じ最適な基地局に接続）、「ビームスイーピング」（ビームの送出する方向を時間方向で変更）などの技術も使われます。（右図参照）

■武器として開発された5G

　国際政治経済学者の浜田和幸さん[注]によると、もともと5Gは、アメリカ国防総省が冷戦時代に旧ソ連軍との電子戦争を想定して開発したもので、いわば「誘導性の電磁波武器」だということです。

　米軍の非殺傷兵器として知られる電子銃（ADS）は、警察が暴徒化したデモ参加者や群衆を排除する目的で開発されたもので、ミリ波を発します。5Gの携帯電話を持つことは、一人ひとりがビーム兵器を持つことに等しいと言えるかもしれません。

ビームフォーミング

ビームフォーミング

Massive MIMOアンテナ
（例：256素子）

(出典：総務省
「2020 年の 5G 実現に向けた取り組み」)

ビームトラッキング

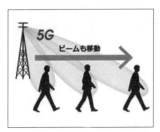

ハンドオーバー

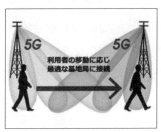

(出典：KDDI HP「KDDI・JR 東日本が共同で第 5 世代移動通信システム「5G」を活用した実証実験を実施 2020 年の 5G 実現に向けた取り組み」)

ビームスイーピング

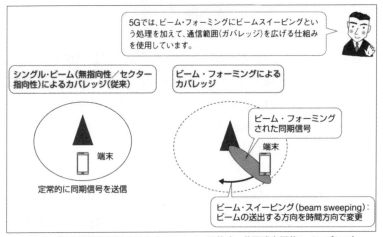

5Gでは、ビーム・フォーミングにビームスイーピングという処理を加えて、通信範囲（ガバレッジ）を広げる仕組みを使用しています。

シングル・ビーム（無指向性／セクター指向性）によるカバレッジ（従来）

ビーム・フォーミングによるカバレッジ

ビーム・フォーミングされた同期信号

端末

端末

定常的に同期信号を送信

ビーム・スイーピング（beam sweeping）：ビームの送出する方向を時間方向で変更

(出典：『5G 教科書 LTE/IoT から 5G まで』服部武、藤岡雅宣編著、インプレス)

(注) Business journal　2019 年 11 月 10 日「日本人のサバイバルのために」

2-3　深刻な被曝リスク

■体内の深部まで影響する5Gの電磁放射線

　通信業界は、5Gで使われる電磁放射線は波長が短くエネルギーが強いため、皮膚の深部まで浸透せず、健康に悪影響はないと主張しています。しかし、マーティン・L・ポール博士[注1]は論文[注2]のなかで、体内の深部への影響を示す研究を紹介しています。スイスのヘッシング教授らの研究で、妊娠中の牛が基地局の近くで放牧された場合、生まれる子牛は白内障の発生率が非常に高いというものです。

　同博士は、「5Gで使われる電磁放射線の磁場が、身体の水相に溶解した可動性の帯電したグループに力を加え、帯電したグループの小さな個々の動きは、元の電磁放射線の電場と本質的に同一の電場を再生し、同じ周波数と同じ振動を伝える」と。

■「自然流産」「自閉症」が増加

　同博士は、目の房水や硝子体液は、眼内の電場の再生に理想的な環境である可能性があるため4種類の失明（白内障、網膜剥離、緑内障、黄斑変性）の大流行があるかもしれないとしています。また、液体（血液と尿）が多く含まれる腎臓も多大な影響を受け、腎不全が増加するかもしれないとしています。

　さらに、胎児と生まれたばかりの赤ん坊も、大人よりはるかに多くの水分を体内にもっているため、電場の再生が大幅に増加し、5Gの影響は特別なリスクになる可能性があるといいます。同博士は特に次の2つをあげています。「催奇形性の影響による自然流産の大流行」「二人に一人、または大部分の出生でありうる自閉症」

電磁放射線の有害性

① 2011年5月、国際がん研究機関（IARC）が、携帯電話などに使われる電磁放射線に「ヒトへの発がん性があるかもしれない」と評価。

② 今まで世界中で発表されてきた1万以上の査読付き論文が、携帯電話やWi-Fiに使われる電磁放射線が人間に対して悪影響を及ぼすことを実証。その悪影響は、「頭痛」「めまい」「不眠」「成長中の細胞への影響」「DNA損傷」「精子の数減少・品質劣化」「循環器疾患」「認知機能障害」「学習・記憶障害」などなど。

ミリ波およびサブミリ波帯の電磁放射線は発汗作用に異常をきたし、脈拍や血圧にも関連していることを示した論文

Human Skin as Arrays of Helical Antennas in the Millimeter and Submillimeter Wave Range（「ミリ波およびサブミリ波帯の螺旋状アンテナの配列としての人間の皮膚」）
（https://journals.aps.org/prl/abstract/10.1103/PhysRevLett.100.128102）
ヘブライ大学応用物理　ユーリ・フェルドマン（Yuri Feldman）博士らの研究

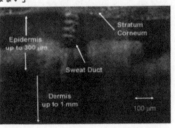

「人体は水が入った袋ではない」

周波数が高い電磁波は皮膚付近までしか浸透せず、発生した熱は血流などで拡散され人体に悪影響を及ぼさない ── という総務省などの考え方に対する異論の一つとして注目される研究が発表されました。

コイル状の形をしている汗腺がアンテナの役割を果たし、皮膚の温度上昇に留まらない影響を人体に及ぼす可能性がある、というものです。（ヘブライ大学応用物理 Yuri Feldmanら）

（『「5G」ここが問題！』〈電磁波問題市民研究会・NPO法人市民科学研究室編〉より）

（注1）生化学・基礎医学が専門のワシントン州立大学名誉教授
（注2）5G: Great risk for EU, U. S. and International Health! Compelling Evidence for Eight Distinct Types of Great Harm Caused by Electromagnetic Field（EMF）Exposures and the Mechanism that Causes Them

2-4　サイバー攻撃・個人情報漏洩リスク

■先端技術大手2社がサイバー攻撃される

　5GであらゆるものがつながるIoT化が進めば進むほど、サイバー攻撃を受けるリスクは高まります。世界的に有名なのは2016年9月に起きた「Mirai（ミライ）」と呼ばれるマルウェア[注]を介した分散型サービス妨害攻撃でした。

　日本でも先端技術を誇る大手企業がサイバー攻撃を受けていたことが次々と明らかになっています。2020年1月20日、三菱電気は大規模なサイバー攻撃を受け、従業員など8122人分の個人情報と、政府関連の機密が流出したことを発表。

　NECも2018年までの数年間にわたり大規模なサイバー攻撃を受け、自衛隊装備に関する資料などを含む約2万8000点のファイルが外部流出した可能性があると報道されました（2020年1月31日付東京新聞）。

■マイナンバーの流失で個人情報は丸裸

　政府は、進まないマイナンバーカードの普及（2020年1月20日現在、15.0％の普及率）に、2021年3月から同カードに健康保険証の機能をもたせるなど、その普及に躍起となっています。しかし、もし、マイナンバーを扱う公的機関などがサイバー攻撃を受けた場合、マイナンバーを含む個人情報は流出し、個人のプライバシーは丸裸となります。

　事実、2018年12月、国税局が源泉徴収票などのデータ入力を委託していたシステムズ・デザイン㈱が、さらに3業者に再委託していたことから、マイナンバーを含む個人情報70万件が流出したという事件がありました。5GによるIoT化の加速は、さらなる情報漏洩の加速をよびそうです。

総務省が行う〈「IoT機器」に無差別に接続して対策が不十分な機器をあぶり出す調査〉を報じた記事

こちら特報部

家庭や企業のＩｏＴ機器 20日から接続調査

「国が不正アクセス？」

防犯カメラとルーターが主な対象

五輪へサイバー攻撃対策

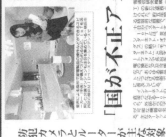

安全強化 効果は未知数

こちら特報部

映像見られる恐れも

「侵入可能」でも注意喚起の通知のみ

備えるには…「初期パスワード変更を」

（出典：東京新聞 2019年2月2日付）

(注) マルウェア（malware）：システムやデータに害を与えたり情報を盗み出したりするソフトウェア

4Gから5Gへの移行

例えば、次のような5Gへの移行シナリオが想定される。

【2020年】通信需要の高いエリアを対象に、5G用の新しい周波数帯を用いた「超高速」サービス提供。新たな無線技術（NR）に対応した基地局は、LTE基地局と連携するNSA（Non-Standalone）構成で運用。

【202X年】ネットワークスライシング等に対応した5Gコアネットワークが導入されるとともに、SA（Standalone）構成のNR基地局の運用が開始され、既存周波数帯域へのNRの導入が開始。超高速、高信頼・低遅延などの要求条件に対応した5Gサービスの提供が開始。

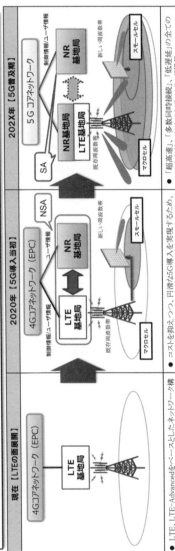

現在【LTEの面展開】	2020年【5G導入当初】	202X年【5G普及期】
4Gコアネットワーク（EPC） LTE基地局	4Gコアネットワーク（EPC） LTE基地局　NR基地局　NSA	5Gコアネットワーク SA　NR基地局　LTE基地局　NR基地局
• LTE、LTE-Advancedをベースにしたネットワーク構成であり、3GPPでの検討状況を踏まえ、上りCA導入や256QAM導入などとの高度化 • 800MHz、2GHzなどの周波数帯を用いた、スマートフォン向けサービスを念頭に、高いスループットを実現する面的なサービスエリアを展開 • NB-IoTやeMTCなどの面的なアイドルモードエリアや、省電力を特徴としたIoT技術を先行導入	• コストを抑えつつ、円滑な5G導入を実現するため、NR基地局をLTE基地局と連携したNSA構成のシステムを導入 • 需要の高いエリア等を中心に、5G用周波数帯を用いた超高速サービスを提供するとともに、eMTC/NB-IoT等によるIoTサービスが普及 • 高い周波数帯の活用が進展するとともに、Massive MIMOなどの新たな技術の導入が加速	• 「超高速」、「多数同時接続」、「低遅延」の全ての要求条件に対応したサービスを提供 • ネットワークスライシング等に対応した5Gコアネットワークが導入され、モバイルエッジコンピューティング（MEC）の導入も進展 • SA構成のNR基地局の導入が開始（NSA構成の基地局も併存）、既存の周波数帯にもNR導入が進展 • 広く普及しているLTEについては、継続的にサービスを提供 • WRC-19で特定された周波数帯を拡張・活用

（出典：新世代モバイル通信システム委員会（総務省））

3章

電磁放射線の急増は何をもたらすか

3-1 5G用人工衛星が
地球の電磁的環境を脅かす

■2万基以上が低・中軌道に

5Gでは人工衛星も使いますが、国際政治経済学者の浜田和幸さんによると、2019年から2020年にかけて、5G用の人工衛星が米国と中国を中心に2万基以上も打ち上げられる予定だそうです。

これによって、現在、軌道上を周回する通信衛星の数は10倍以上に増えることになると。[注1]

これらの人工衛星は低軌道(高度2000km以下)と中軌道(高度2000km〜3万6000km未満)を回り、数千本のアンテナからミリ波を放ちます。

米国の研究者アーサー・ファーステンバーグさんは、問題は、「人工衛星が、大気圏の電気的特性に多大な影響を及ぼす地球磁気圏のなかに位置していること」と指摘しています。地球上の電磁環境に変化を与えることは、地上の5Gアンテナから放たれる電磁放射線よりも、「生命にとっての脅威になりかねない」[注2]と。

■シューマン共振波を乱す

約37億年前、地球上に生物が誕生して以来、私たち生物は「地球の脳波」と言われるシューマン共振波と言われる電磁放射線と共存してきました。その波長はとても長く(1次は地球の円周とほぼ同じ)、電力密度はなきに等しいほどの弱さです。そして、人間の脳波はその周波数に近いものです(右図参照)。

そのシューマン共振波を乱すような大量の5G用人工衛星の打ち上げは、地球上に存在する全ての生命に対する犯罪的行為と言えるものではないでしょうか。

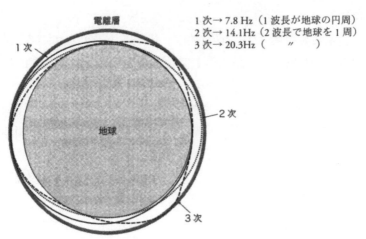

シューマン共振波の地表と電離層での共振

電離層

1次→ 7.8 Hz（1波長が地球の円周）
2次→ 14.1Hz（2波長で地球を1周）
3次→ 20.3Hz（　〃　）

1次

2次

3次

地球

『生体と電磁波』（坂部貢他著、丸善出版）より

シューマン共振と脳波（人間）との関係

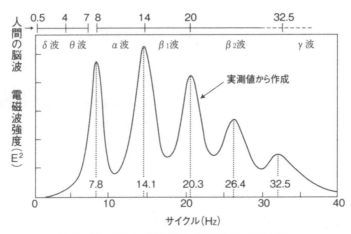

（出典：『身の回りの電磁波被曝』荻野晃也著、緑風出版）

（注1）Business journal　2019年11月10日「日本人のサバイバルのために」より
（注2）国際アピール「地上と宇宙での5G停止に向けて」より

3−2 「電磁放射線症」が国民病に

■約７５６万人が電磁放射線被曝で症状

　日本における「電磁波過敏症」（EHS）と言われている人の割合は約６％です。総人口１億2602万人（2020年１月１日現在）の６％は約756万人に当たります。

　電磁波過敏症とは、電磁放射線を浴びると、「頭痛」「めまい」「耳鳴り」「吐き気」「胸痛」「疲労」「睡眠障害」「集中困難」など多彩な症状が体にでる「病気」のことです。

　そして、電磁波過敏症になると約８割の人が化学物質過敏症（MCS）も発症すると言われています。治療は特になく、最もいいのは、電磁放射線のないところに身を置くことです。しかし、これまでの電磁放射線に加えて、100m置きに設置される５Ｇアンテナからの電磁放射線が加われば、電磁放射線のない場所を探すのは至難の業です。

■「電磁放射線症」を国民病にしないために

　５Ｇ環境が整備されればされるほど、電磁放射線被曝から健康を害する人は増えていくことが予想されます。

　そうなった場合、健康を害する人は「過敏な人」でも「環境に耐性のない人」でもありません。「電磁波過敏症」という言葉は現実にそぐわなくなります。むしろ、「電磁放射線により傷害を受けた」という意味で、「電磁放射線傷害」という言葉のほうが妥当ではないでしょうか。または、「花粉症」と同じ表現方法で「電磁放射線症」といったほうが現実的です。

　「電磁放射線症」が国民病とならないようにするためには、早急に５Ｇのリスクを多くの人が知り、電磁放射線のない場所を確保することが大事です。

東京新聞の投稿欄「ミラー」に載った
電磁波過敏症の人の投稿「苦しむ少数者に目を」

ミラー

苦しむ少数者に目を

無職　高橋　由里佳　57
（東京都目黒区）

私は約六年前から電磁波過敏症になり、携帯電話やパソコンはもちろん、家電製品でも使えないものがたくさんあります。

自分の体の許容範囲を超えて電磁波に当たってしまうと、筋肉の不快感や、背中などに刺激痛が出て、体調が悪くなり、日がたってもなかなか治らないことが多いです。悪化しても効果的な薬はなく、栄養を取って、なるべく電磁波に当たらないように家で養生するほかはありません。

電磁波は、通信・非接触ICカード等の高周波と、家電やモーター・送電線等の低周波に大別されます。通信技術の高度化と範囲の拡大、スマートメーターやハイブリッドカーの普及などによって、電磁波は高周波も低周波も生活空間にあふれ、人々が利用する公共の場でも年々増えています。

私は両方の電磁波に弱く、電磁波過敏症の人間には、大変つらい環境です。電車よりバスの方が電磁波が少なく、体調が良い時は外出にバスを利用していましたが、ハイブリッドになってしまったらいと思います。

ガソリン車より、ずっと電磁波が強くなり、もう乗れません。

この先、電気自動車への動きが強まる中で、せめてバスやタクシー等公共の乗り物はガソリン車を残してほしいし、タッチレスゲートの検討が進む改札も、一部はミリ波を浴びないで済むタイプの存続を望みたいです。

電磁波過敏症以外にも、見えない被害はたくさんあります。一般の人だけではなく、社会が便利になる一方で、不安な日々を送る人がいることに目を向けていただきたいと思います。

（出典：東京新聞　2019年12月19日付）

3-3 バクテリア・昆虫・鳥がいなくなる

■昆虫の80％が減少

　アマゾンの奥地でもヒマラヤの山頂でも携帯電話が繋がるように、5G用の人工衛星を打ち上げ電磁放射線を放射することは、生態系を壊す行為ではないでしょうか。この貴重な惑星・地球は人間だけのものではなく、あらゆる微生物や植物、動物などが住まうところでもあるはずです。

　元国連職員のクレア・エドワースさんによれば、「過去20年間で、電磁放射線によって昆虫の80％がすでに失われている可能性」があるといいます。そして、さらに「自動運転車、バス、電車の継続的な5Gシグナリングを確保するために、何百万本もの木が伐採されるリスクがある」[注1]と。

■電磁放射線の影響で奇形や死亡

　「アリ」「カエル」「昆虫」「鳥」「ショウジョウバエ」「哺乳類」「ラット」「ミツバチ」「ネズミ」「野生生物」「微生物」などの動物や、植物、森林、木が電磁放射線によって悪影響を受けることは、これまで世界中の研究者らによる報告からだけでも明らかになっています[注2]。

　筆者も、基地局の近くで巨大化したタンポポ、実の中から葉の茎が出たキュウリ、巨大化し四つ葉となったミツバ、実が皮の外に出たホオズキなど、数多くの植物の奇形を実際に見てきました。また、基地局近くで牛の受胎率が低いことも見聞きしてきました。

　動植物は今でも過剰な電磁放射線に曝され続けているのです。これ以上の5G用電磁放射線の照射は、さらなる種の絶滅につながりかねません。

携帯電話・電磁波による植物への影響

植物	科学名	実験数	生理的効果有り	生理的効果なし	p - 値
大豆	Glycine max	7	6(85.7%)	1(14.3%)	0.0547
トウモロコシ	Zea mays L	17	17(100%)	0 (0%)	<0.0001
エンドウ	Pisum sativum L	13	12(92.3%)	1(7.7%)	0.0016
大ウキクサ	Lemna minor	28	28(100%)	0 (0%)	<0.0001
トマト	(Lycopersicon esculentum.VFN-8)	9	9(100%)	0 (0%)	0.0020
玉ネギ	Allium cepa-bulbs	8	8(100%)	0 (0%)	0.0039
米	Oryza sativa L	4	4(100%)	0 (0%)	0.0625
ヤエナリ	Vigna radiata	17	16(94.2%)	1(5.88%)	<0.0001
小麦	Triticum aestivum	4	3 (75%)	1 (25%)	0.2500
トウヒ	Picea abies l	4	0 (0%)	4(100%)	0.0625
ブナ	Fagus sylvaticu L	4	0 (0%)	4(100%)	0.0625
全体（29種）		169	152(89.9%)	17 (10.1%)	<0.0001

ハルガミュゲ論文（2017年）より

（出典：『身の回りの電磁波被曝』荻野晃也著、緑風出版）

５Ｇが導入されたため伐採された街路樹（オランダとアイルランド）

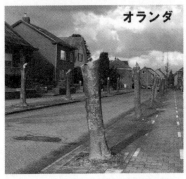
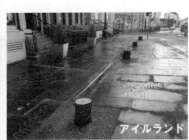

（出典：「５Ｇ反対同盟」HP）

（注１）５G Wireless Technology Is War against Humanity（5G ワイヤレステクノロジーは人類との戦い）Global Research 9 June 2019
（注２）国際アピール「地上と宇宙での５Ｇ停止に向けて」（アーサー・ファーステンバーグ作成）に記された参考文献の 32 〜 48 まで

知ることは力です③
５Ｇを使った人工衛星との通信

3.7GHz 帯、4.5GHz 帯の利用

■ Ｃバンド固定衛星業務（↓：宇宙から地球）

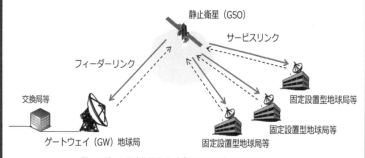

静止衛星（GSO）

サービスリンク

フィーダーリンク

交換局等

ゲートウェイ（GW）地球局

固定設置型地球局等

固定設置型地球局等

固定設置型地球局等

図：Ｃバンド固定衛星業務（ダウンリンク）の利用イメージ

28GHz 帯の利用

■ Ｋａバンド固定衛星業務（↑：地球から宇宙）

静止衛星（GSO）又は非静止衛星（NGSO）

サービスリンク

フィーダーリンク

交換局等

ゲートウェイ（GW）
地球局

固定設置型地球局等

固定設置型地球局等

可搬型地球局
（移動可能であるが、固定した状態で電波発射）
※隣接帯域を使用するESIM（航空機・船舶利用）は
　移動しながらも電波発射

図：　Ｋａバンド固定衛星業務（アップリンク）の利用イメージ

（出典：新世代モバイル通信システム委員会〈総務省〉）

4章

「5G停止」を求める世界の声

4−1　36ヵ国180人の科学者・医師「一時停止」をEUに提言

■業界から独立した科学者による調査を

2017年9月、36ヵ国180人以上の科学者と医師たちが、欧州委員会の当局者に対して「５Ｇ普及の一時停止を求める声明文」(注1)を出しました。

中心となったのは、「携帯電話使用と脳腫瘍の関係」の疫学研究の第一人者であるスウェーデンのレナード・ハーデル博士ら。彼らは、「５Ｇは、すでに普及している２Ｇ、３Ｇ、４Ｇ、Wi-Fiなどのうえに、電磁放射線への曝露をかなりの程度、増加させる」「電磁放射線は、人間や環境に有害であることは証明されている」と。

そして、「予防措置をとること」、「現在のICNIRPの『安全指針値』は時代遅れであること」などを訴え、「ヒトの健康と環境に対する潜在的な危険性が、業界から独立した科学者たちによって完全に調査されるまで、５Ｇの普及を一時停止すること」を勧告しました。

■米国の医師・科学者がトランプ大統領に「５Ｇ一時停止」を

2019年12月11日付で、米国の医師・科学者・エンジニアなどがトランプ大統領あてに、「５Ｇの一時停止」を求める手紙を出しました(注2)。タイトルは「安全性試験を保留中の第５世代ワイヤレステクノロジーに関するモラトリアムの緊急要請」。提出日段階で100名超が署名しています。

上記EUへの提言同様、「５Ｇの危険性が業界から完全に独立した科学者によって完全に調査されるまで、５Ｇとさらなるアンテナ高密度化の一時停止」を求めています。

5G 一時停止を求める科学者、医師らによるアピールのウェブサイト

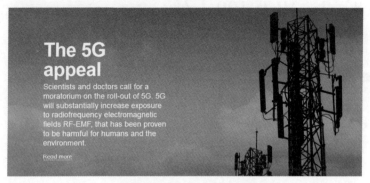

The 5G
appeal
Scientists and doctors call for a
moratorium on the roll-out of 5G. 5G
will substantially increase exposure
to radiofrequency electromagnetic
fields RF-EMF, that has been proven
to be harmful for humans and the
environment.

Read more

（出典：http://www.5gappeal.eu）

36 ヵ国、180 人以上の科学者と医師たちが欧州委員会に出した「5 G普及の一時停止を求める声明文」（冒頭部分）

5G Appeal

Scientists and doctors warn of potential serious health effects of 5G

September 13, 2017

We the undersigned, more than 180 scientists and doctors from 36 countries, recommend a moratorium on the roll-out of the fifth generation, 5G, for telecommunication until potential hazards for human health and the environment have been fully investigated by scientists independent from industry. 5G will substantially increase exposure to radiofrequency electromagnetic fields (RF-EMF) on top of the 2G, 3G, 4G, Wi-Fi, etc. for telecommunications already in place. RF-EMF has been proven to be harmful for humans and the environment.

(Note: Blue links below are references.)

5G leads to massive increase of mandatory exposure to wireless radiation

5G technology is effective only over short distance. It is poorly transmitted through solid material. Many new antennas will be required and full-scale implementation will result in antennas every 10 to 12 houses in urban areas, **thus massively increasing mandatory exposure.**

With "the ever more extensive use of wireless technologies," nobody can avoid to be exposed. Because on top of the increased number of 5G-transmitters (even within housing, shops and in hospitals) according to estimates, "10 to 20 billion connections" (to refrigerators, washing machines, surveillance cameras, self-driving cars and buses, etc.) will be parts of the Internet of Things. All these together can

---

（注 1）原文名は Scientists and doctors warn of potential serious health effects of 5G。記事の紹介と翻訳は『電磁波研会報』108 号（2017 年 9 月 24 日）

（注 2）出典は https://ehtrust.org/dozens-of-us-doctors-and-healthcare-practitioners-send-letter-to-president-trump-calling-for-a-moratorium-on-5g-press-release/。記事の原文タイトルは Dozens of US Doctors and Healthcare Practitioners Send Letter to President Trump Calling for A Moratorium on 5G。記事の紹介と翻訳は『電磁波研会報』122 号（2020 年 1 月 26 日）

4-2　19万100人が 「地上と宇宙での5G停止」に署名

■5Gの展開・配置は人類・環境に対する実験

アメリカの研究者・活動家で、自らが電磁波過敏症患者でもあるアーサー・ファーステンバーグさんは、2018年、5Gの停止を求める「国際アピール：地上と宇宙での5G廃止に向けて」(注1) を発表しました。

アピール文は、「5Gにより、すでに配置された2G、3G、4Gなどに加え、無線周波数の電磁放射線への被曝が著しく増大することに。5Gの展開は、国際法で犯罪と定義されるような、人体や環境を実験台とする要素をもっている」と。そして、「宇宙衛星からの通信を含む5Gの展開をやめるよう」呼びかけています。

■UN、WHO、EU、EC、各国政府に提出

この文書は30ヵ国に翻訳され、世界中の科学者や技術者、医師、医療関係者、獣医、養蜂家、研究者、市民団体、市民などから、2020年1月現在、19万100筆の署名を集めています。同アピール文は、国連 (UN)、世界保健機関 (WHO)、欧州連合 (EU)、欧州評議会 (CoE)、各国政府に提出されました。

2020年1月25日には、世界35ヵ国で5G導入停止を求めるデモが行われました。また、ブリュッセルで5Gをテーマにした国際会議が開催されるなど、専門家が5Gのリスクを伝える会議など260以上の抗議活動が行われました(注2)。

日本でもこの国際行動に連帯して1月24日、いのち環境ネットワークなどが主催して、アピール文・署名の提出と、総務省・環境省・厚生労働省との意見交換が行われました。

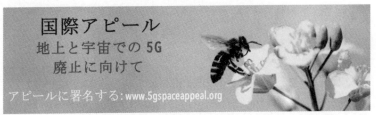

5G Space appeal のウェブサイト

総務省・環境省・厚労省と市民団体との意見交換を報じた記事

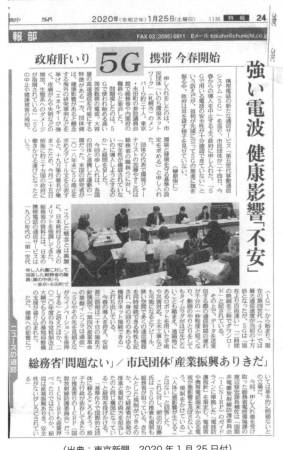

（出典：東京新聞　2020年1月25日付）

（注1）International Appeal to Stop 5G on Earth and in Space
（注2）「アース通信」64号（2020年2月15日）参照

4-3 8935人が
「5Gを直ちに停止」に署名・日本

■「5G問題を考える会」が署名活動

「とにかく、5Gとは何かを広く知らせたい」「いつのまにか5Gアンテナが全国に設置され、知らない間に被害が広がるのを防ぎたい」

すでに、5Gの被害を受けているのではないかと思われる小学生の存在を知ったことから、「大人としての責任を果たさねば」と、長年環境問題に取り組んできた山田征さんと著者と二人で、2019年7月に「5G問題を考える会」を立ち上げました。

「知らせなくては始まらない」と、知らせる手段として署名活動を始めました。要望事項は次の3点です。

○ 5Gをただちに停止してください。

○ 子どもたちの通学路へ5Gを設置しないでください。

○ 保育園・幼稚園や学校・教育施設、病院・介護施設などの周辺、住宅地には5Gを設置しないでください。

■海外からも多数のネット署名

2019年7月〜2020年1月まで、電磁波問題に取り組む市民団体や、食の安全に取り組む団体などを中心に署名の協力を呼びかけました。すると、2020年2月20日現在で、8935人の署名が集まりました。うちインターネット署名は745名。ハワイ、ブラジル、スペイン、アイルランド、シンガポール、タイ、ニュージーランド、オーストラリアなど、11ヵ国からも署名をいただきました。

一人で72枚の封筒に宛先書きをし、知人に署名依頼をした電磁波過敏症・化学物質過敏症の人もいました。大河原まさこ議員の協力を得て2年2月21日、総務省へ提出しました。

5G停止を求めた署名用紙

総務大臣　高市早苗様　　　　　　　　　　　　　　　　　　　２０１９年　　月　　日
5G（第5世代移動通信システム）をただちに停止してください

　　　　　　　　東京都新宿区西新宿３-５-１２トーカン新宿７０９　鳥影社内
　　　　　　　　5G問題を考える会　　　　　　共同代表　山田　征　古庄弘枝

　２０２０年春からの本格稼働をめざし、２０１９年からプレ商用化が始まっている5G（第5世代移動通信システム）ですが、その安全性は確認されていません。

　全国に約２０・８万基ある交通信号機や、無数にある電柱などに5Gアンテナを設置することは、歩行者や周辺住民に強制的に電磁放射線被曝を強いる行為です。携帯電話やスマホなどから発せられる電磁放射線には、「発がんの可能性がある」と国際がん研究機関が認めています。そして、5Gで使われる電磁放射線の安全性は証明されていません。

　２０１７年９月には、３６カ国１８０人以上の科学者と医師たちが、欧州委員会の当局者に対して「5G普及の一時停止を求める声明文」を出しています。

　彼らは、「ヒトの健康と環境に対する潜在的な危険性が、業界から独立した科学者たちによって完全に調査されるまで、5Gの普及を一時停止すること」を勧告しています。

　人類のみならず、動植物を含めた森羅万象に対して有害な5Gを推進することは、国、ひいては地球そのものを滅ぼすことにつながりかねません。予防原則に則って対処することが必要ではないでしょうか。

＜要望項目＞

○5G（第5世代移動通信システム）をただちに停止してください。
○子どもたちの通学路へ5Gを設置しないでください。
○保育園・幼稚園や学校・教育施設、病院・介護施設などの周辺、住宅地には5Gを設置しないでください。

氏名	住所（都道府県から）

（注）同じ苗字・同じ住所の場合も、省略せずに、正確にお書きください。

　　　　　　　　　　　　　　　　　　　（最終集約２０１９年１２月３１日）

＜署名用紙の送り先＞　〒１６０-００２３
東京都新宿区西新宿３-５-１２トーカン新宿７０９　鳥影社内　5G問題を考える会

「タッチレスゲート」の導入

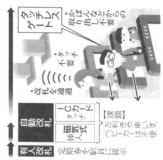

改札機の変遷
※定期券の場合

自動改札	ICカード 磁気式 挿入式 〈左利きや車いすなど での利用に課題〉
有人改札	定期券を駅員に提示

2019年（令和元年）11月28日

JR東日本がICカードのSuica（スイカ）をはじめとする、改札にタッチもせずに乗客が通過できる「タッチレスゲート」を二〜三年後に導入する方向で検討していることが、関係者の取材で分かった。スマートフォンの専用アプリを活用する。情報の処理能力や電磁波の人体への影響に関する技術的な課題をクリアするため、来年にも駅などで導入に向けた実証実験をする。

タッチレス改札 発車準備

スマホアプリ かばんの中でもOK

JR東 2〜3年後目標

タッチレスゲートは、改札の天井などに設置したアンテナから乗客が持つ電波を通過できる「ミリ波」というタイプの電波を照射。乗客が持つスマホ専用のアプリが電磁波を受信し、スマホの画面上に表示するデータを読み取る仕組み。

改札を通る人をスマホの「電波（ミリ波）」と判断すれば、改札機の開く仕組み。導入に当たっては、現行機能を追加する現行の組み込みとなる。

JR東はICカードや切符が必要ない「チケットレス化」を将来の経営目標に据えている。両手に荷物を抱えたままでも改札を通過できる仕組みを目指す考えだ。

ICカードは磁気を帯びたカードやスマホを改札機にかざして読み取る装置が左右どちらかにあるため、左利きの利用者や車いすの人には使いづらいという課題があった。次世代を担う子どもたちにも便利で使いやすくする狙いがある。

タッチレスゲートの導入で、改札機のコストを下げる考えもある。改札機は十数年で順次、更新時期を迎えるが、駅員による改札から自動改札機に切り替わった一九九〇年代以降、その改札機をそのまま置き換えてきた経緯がある。その際にタッチレスゲートへと徐々に切り替えを進める。

タッチレスゲートは、スマホの通信容量の大容量化、第五世代（5G）移動通信システムの高速・大容量、瞬時の通信速度が確実に確保されておらず、乗客がアプリを入れたスマホ端末を認識し、高速で移動する乗客が通過できるかどうかを認識する。

タッチレスゲートは必要な「チケットレス化」といった実用化の工程では、改札の基本的な性能を確認し、ミリ波が正確な範囲に広がるかどうか確かめる。乗客がアプリを入れたスマホを認識できるかを調べる。

（出典：東京新聞　2019年11月28日付、共同通信配信）

5章

「5G停止」を決めた国・自治体

5-1 「一時停止」のベルギー、 「使用停止」のスイス

■「ブリュッセルの人々はモルモットではない」

　世界同時進行の５Ｇですが、海外には、その推進に「待った！」をかけている自治体があります。ベルギーの首都ブリュッセルでは、首都地域政府のセリーヌ・フレモー環境大臣が、「健康影響への恐れがある」「ブリュッセルの人々は、私が利益と引き換えに彼らの健康を売り渡してしまえるようなモルモットではない」として、５Ｇの導入をストップしています (2019年3月31日に表明)[注1]。

　ベルギーのワロン地域政府も、「５Ｇを展開する前に、健康と環境のリスクなどを調査する」ことを決定し（2019年9月）、「電磁放射線に敏感な人たちのために電磁放射線から保護された場所も確保する」としています[注2]。

■スイス政府「５Ｇ使用停止」を州政府に通知

　2019年4月17日からヨーロッパ初の本格的５Ｇ商用サービスが始まったスイスでも５Ｇへの反対運動が起きています。ヴォー、ジュネーブ、ヌーシャテル、ジュラの各州が「５Ｇの一時停止」を検討。ヴォー州議会は1919年4月9日に「一時停止を求める決議」を採択しました。同国の反対運動は全国的な広がりをみせ、健康被害への懸念から「住民投票で５Ｇ問題を直接国民に問うべき」との声も[注3]。

　そして、ついにスイス政府（環境当局）が2020年1月末、「５Ｇの使用停止」を国内の州政府に命じました[注4]。理由は「５Ｇが健康に与える悪影響への懸念が拭えないため」と。さらに、「５Ｇの電波の影響を評価しなければ、安全基準を提示できない」と説明しています。

ブリュッセルの5Gストップを報じたサイト
人物はセリーヌ・フレモー環境大臣

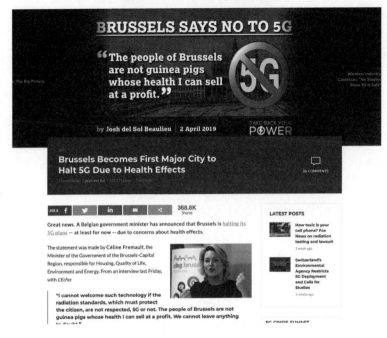

スイスの「5G使用停止」を報じる東京新聞

5G使用停止
スイスが通知
健康懸念、英紙報道

【ロンドン＝共同】十三日付の英紙フィナンシャル・タイムズは、スイス政府が第五世代（5G）移動通信システムのネットワークの使用停止を命じたと報じた。5Gが健康に与える悪影響への懸念が拡大しているという。

5Gの展開が世界各地で進む一方、欧州で比較的進んでいるとされるスイスの判断は他国に影響を与える可能性もある。

報道によると、スイスの環境当局が一月末、国内の州政府に通知を送付した。同当局はさらになりうる電波の影響を科学的に検証し、安全基準を提示できないと説明した。

スイス通信大手スイスコムは、環境当局の検証作業によって5Gインフラの設置が不安に理解を示しつつ「制限領域内の電波が健康に害を与えることはない」と指摘している。

5Gは韓国や米国で商用サービスがすでに始まっている。日本でも今年から携帯電話各社が順次本格導入する計画だ。

（出典：東京新聞 2020年2月14日付、共同通信配信）

3 総合 11版 2020年（令和2年）2月14日（金曜日）

（注1）「The Brussels Times 」に掲載された記事「Radiation concerns halt Brussels 5G development,for now」「電磁波研会報」118号（2019年5月26日）参照。

（注2）「電磁波研会報」121号（2019年11月24日）参照

（注3）AFPニュース2019年9月20日の記事「スイスで5G反対運動広がる、電磁波による健康への影響懸念」より。「電磁波研会報」118号（2019年5月26日）参照。

（注4）東京新聞（2020年2月14日）

5-2 「5G反対」を決議した町議会・市議会

■イタリアの区議会・イギリスの町議会が「反対」

　世界では各国の自治体が、5G展開に「反対」の決議をしています。イタリアでは、2019年3月、首都ローマ市にある12区（市には19の区がある）が、「市による5Gプロジェクトへの反対」を決議しています[注1]。

　イギリスでは、イングランド南部にあるトトネス町の議会が、「5G展開の一時停止」を決議したと、デイリー・メール・オンラインが2019年10月6日付で報じています。同町の住民約8000人のうち1600人以上が「5Gのさらなる研究」を求めて5G展開に反対する誓願書に署名しました。そのため、これを受けて町議会が決議したものです[注2]。

■米・カリフォルニア州の議会「住宅地に5G基地局禁止」

　アメリカでは、2018年9月、カリフォルニア州のミルヴァレー市議会が、「住宅地における新たな5G基地局の設置を禁止」しました。

　新設が認められるのは商業地域や公園などのオープンスペースのみ。ただし、商業地域であっても「基地局は450mごとの設置」が義務づけられています。

　同州のフェアファックス町議会も、同年10月、「5Gアンテナの住宅地導入を禁止」「基地局は450mごとに設置」などを決めた条例を採択しています。

　また、同州のサン・アンセルモ議会は、「5Gアンテナの設置計画を90m以内の住民に知らせる」よう求める条例を採択しています[注3]。

「5Gはいらない」などのプラカードを掲げてデモをする人たち

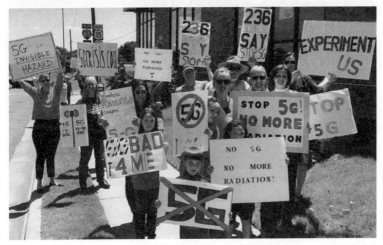

2019年5月15日、米国とカナダの各地で行われた5Gへの抗議行動「5G Day of Action」
ノースカロライナ州ダラムにて
（出典：Americans for Responsible Technology のフェイスブック）

スイスで5G反対運動をする人たち

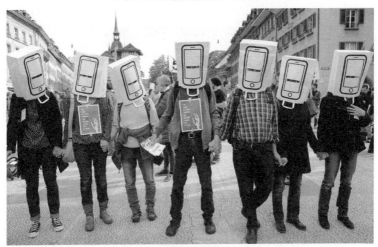

（出典：© AFP）

（注1）「電磁波研会報」118号（2019年5月26日）参照
（注2）「電磁波研会報」121号（2019年11月24日）参照
（注3）「アース通信」60号（2019年2月4日）参照

携帯電話電磁波に関する規制・局所吸収指針の改定案

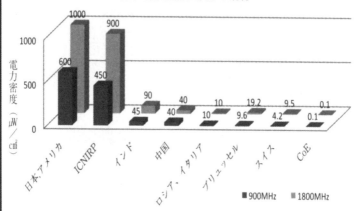

携帯電話電磁波に関する規制

CoE（欧州評議会）
（出典：『新　電磁波・化学物質過敏症対策』加藤やすこ著、緑風出版）

局所吸収指針の改定案（下線部が改訂部分）

周波数範囲	要件	管理環境	一般環境
100kHz-<u>300GHz</u>	全身平均 SAR	0.4W/kg	0.08W/kg
100kHz-6 GHz	局所 SAR	任意の組織 10g 当り 10W/kg（四肢では 20W/kg）	任意の組織 10g 当り 2 W/kg（四肢では 4 W/kg）
<u>6 GHz-30GHz</u>	入射電力密度	<u>任意の体表面[※] 4 cm² 当り 10mW/cm²</u>	<u>任意の体表面[※] 4 cm² 当り 2 mW/cm²</u>
<u>30GHz 超-300GHz</u>		<u>任意の体表面[※] 1 cm² 当り 10mW/cm²</u>	<u>任意の体表面[※] 1 cm² 当り 2 mW/cm²</u>

（任意の6分間平均値）

[※] 人体の占める空間に相当する領域中の任意の面積に相当。

（出典：「情報通信審議会　情報通信技術分科会　電波利用環境委員会報告─「電波防護指針の在り方」のうち、「高周波領域における電波防護指針の在り方」について─」）

6章

5Gから身を守る

6-1　小学校で子どもに
電磁放射線被曝をさせない

■小学生を「５G総合実証試験」にさらす政府

　政府は、全国の小中学校に通う児童生徒が2023年度までに、１人１台のパソコンを使える環境を整備する方針を決めました[注1]。また、政府は、「GIGA（ギガ）スクールネットワーク構想」と銘打ち、2020年度から、全ての小中高校を結ぶ超高速通信網（通信速度10Gbps〈ギガ・ビット毎秒〉相当）の整備にも乗り出しています[注2]。

　2018年（11月21日〜12月12日）には、総務省が「技術試験事務」における「５G総合実証試験」として、小学校で初めて、東京都小金井市立前原小学校で「５Gを活用した動画再生とファイルダウンロードを体験する学習」を実施しました。KDDIによって28GHz帯のエリアが構築された体育館で。

■「学校では有線ラン」を法律で決める

　「もし誰かが『５G』の詳細を知ったなら『すぐ逃げなさい』」と、FCC（米国の連邦通信委員会）の元委員長トム・ウィーラーが言うほど[注3]危険な５Gです。それに小学生をさらして平気なのが日本政府です。

　フランスでは2015年１月に、公衆への電磁放射線放射を管理する法律で「小学校で無線LANなどの機器は、授業で使うとき以外は停止させること」を決めています。アメリカのオレゴン州でも2019年６月、「学校無線LANの有害性を各校に知らせ、有線LANを利用して被曝を最小限にするよう」求める法案を採択しています[注4]。

　日本でも、「校内では有線LANを使う」、「無線LANは授業で使う以外は停止」を法律で決めるべきです。

小金井市立前原小学校で行われた全国初の「5G の体験学習」

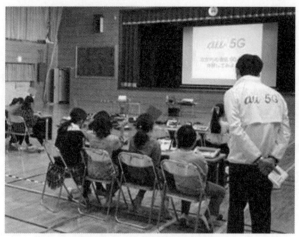

ダウンロードの速さを体感する児童

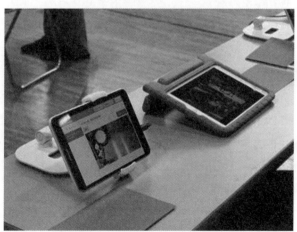

左：5G タブレット　　右：Wi-Fi タブレット

（出典：KDDI のウェブサイト）

（注1）2019 年 12 月 13 日の閣議で。
（注2）2019 年 8 月 15 日付読売新聞参照。
（注3）『5 G』〜人類への最終兵器〜
　　　　https://youtube.com/watch?v=0Wzrmg1UXeg より。
（注4）「アース通信」63 号（2019 年 10 月 18 日）参照。

6-2　保育園で幼児に電磁放射線被曝させない

■ Wi-Fi を設置し「午睡センサーマット」を導入

　「ICT（情報通信技術）を活用した保育園業務の効率化」に伴って、幼児が電磁放射線にさらされる場面が増えてきました。長野県はソフトバンクと包括連携協定を結び（2018年9月）、昼寝中の園児の異変を検知する機器などICTを活用し、保育園の業務効率化に関する実証実験を行うと2019年3月27日に発表。5～8月に塩尻市と安曇野市の保育園4園で実施すると[注1]。

　3歳未満児の布団にセンサー付きの「午睡センサーマット」を敷き、呼吸数・心拍数・体温などのデータを可視化し、突然死の防止や保育士の労働軽減につなげるというもの。当然、園内にはWi-Fiを設置します。安曇野市では2つのこども園で同マットを利用した試験が行われました（8月）。

■市民団体が陳情書

　上記のことを知った安曇野市の市民団体「電磁波過敏症問題の会」では、2019年5月27日付で、安曇野市議会議長あてに陳情（右項参照）を出しました。さらに、NPO法人・市民科学研究室に調査を依頼。同研究室では同年8月19日、園児が午睡している時間に電磁放射線の測定を行いました。その結果、同マットを使用することで、園児が $1.0 \sim 10.0~\mu w/cm^2$ の電磁放射線を浴びることが判明[注2]。同年9月12日に陳情書は採択されています。

　同会によると、松本市の公立保育園（43園）では2019年度から2年がかりで業務省力化のためタブレットが導入されるとのこと。市民が常に目を光らせ、問い合わせや陳情を重ねることが園児を電磁放射線からも守ることに[注3]。

「市立認定こども園の ICT（情報通信技術）による業務効率化について、慎重に対応することを求める陳情」(2019年5月27日)

> 陳情の項目
>
> ① Wi-Fi（無線 LAN）の導入については慎重に検討してください。
>
> ② センサー付きマットレスの使用は、保護者に説明し同意を得た場合に限るようにしてください。
>
> ③ 実験運用に際しては、園内の電磁波測定や健康調査を行ってください。

（電磁波過敏症問題の会）

安曇野市で導入実験が行われたハグモー社の「hugsafety」

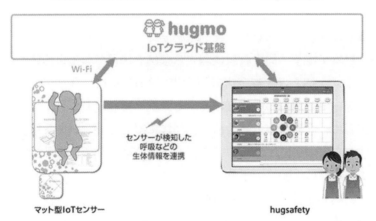

（出典：ソフトバンク HP）

（注1）信濃毎日新聞（2019年3月28日）による
（注2）「電磁波研会報」120号（2019年9月29日）参照
（注3）フランスでは 2015年1月、「保育園などで無線 LAN（Wi-Fi）などの禁止」を法律で決めています。

6-3　地域で5G対応の条例を作る

■市町村、都道府県レベルで条例を

　「ブリュッセルの人々はモルモットではない」として5Gをストップしているベルギーの首都ブリュッセルのように、日本でも都道府県で「5Gの一時停止」などを決めることは可能です。市民の一人一人が5Gの危険性を認識し、署名や陳情、反対行動などで行政に働きかけ、無視できない数となれば、行政も動かざるをえなくなります。

　市町村レベルではもっと行動しやすいかもしれません。5章でみたように、アメリカでは各市議会で「住宅地における新たな5G基地局の設置禁止」や「基地局は450mごとの設置」「5Gアンテナの設置計画を90m以内の住民に知らせる」などのことを条例で決めています。

■5Gを予防する新たな条例が必要

　日本でも基地局の設置に関する条例を決めている自治体があります。例えば、神奈川県鎌倉市。2010年に「鎌倉市携帯電話等中継基地局の設置等に関する条例」を制定しています。事業者に、設置工事の着手前に、住民に対して計画概要及び安全性などについて十分に説明を行う旨を定め、紛争を未然に防ぐことを目的としています。

　宮崎県小林市も「小林市携帯電話等中継基地局の設置又は改造に係る紛争の予防と調整に関する条例」を2014年に制定しています。他にもたくさんの市町村が基地局の設置に関する条例を制定してきました。ただし、5Gでは約100mおきに基地局が設置されます。5G対応の新たな条例が必要です。基地局の位置情報を公開させる条例も不可欠です。

■電磁波による影響の予防措置の観点から条例等を制定している自治体

1、滝沢村（岩手県岩手郡）　「滝沢村環境基本条例」
2、篠栗町（福岡県糟屋郡）　「篠栗町携帯電話中継基地局の設置に関する条例」
3、羽村市（東京都）　　　　「羽村市環境基本計画」
4、鎌倉市（神奈川県）　　　「鎌倉市携帯電話等中継基地局の設置等に関する条例」
5、川西市（兵庫県）　　　　「携帯電話基地局による電磁波に関する意見書」
6、斑鳩町（奈良県生駒郡）　「携帯電話基地局の電磁波対策を求める意見書」
7、いわき市（福島県）
　　　「いわき市携帯電話基地局等の建設に係る紛争防止に関する要綱」
8、国立市（東京都）　　　　「国立市開発行為等指導要綱」
9、盛岡市（岩手県）
　　　「盛岡市中高層建築物等の建築等に係る住環境の保全に関する条例」

■携帯電話および基地局等電磁波の健康被害や、条例に関する問題が、最近、議会で取り上げられた自治体 (2010 年 WEB 検索)

北海道／国立市／津市／高知市／延岡市／小金井市／西宮市／高山市／豊田市／白井市／宇都宮市／南足柄市／仙台市／厚木市／平塚市／朝霞市／那覇市／川西市／国分寺市／鎌倉市／宝塚市／町田市／東大和市／大磯町／桜井市／大和市／相模原市／伊勢原市／綾瀬市／多摩市／旭川市／松本市／小平市／墨田区／杉並区／福島市／我孫子市／四街道市／鶴ヶ島市／水戸市／新潟市／南さつま市／生駒市／伊那市／八王子市／柏市／大宰府市／安曇野市／今次市／都筑市／尼崎市／西宮市／江別市ほか

2010 年現在
(出典：『携帯電話基地局の真実　改訂版』携帯電話基地局問題を知らせる会編)

6-4　住宅を電磁放射線から防御する

■金属製のもので電磁放射線を跳ね返す

　外で電磁放射線を浴びても、「ここに帰れば安心」という場所を確保することが大事です。まずは、自宅を電磁放射線から防御すること。特に、5G基地局が取り付けられやすい電柱のある道に面した家の場合、電磁放射線対策は必要です。

　5Gに使われる電磁放射線は周波数が高いため、金属に当たると反射します。そのため、家の電磁放射線対策としては次のようなことが考えられます。

① 網戸をステンレス製のものにする
② 雨戸を金属のものにする
③ ガラスをLow-Eペアガラス（透明の金属膜蒸着）にする
④ 屋根をガリバリウム鋼板にする
⑤ 壁にシールドペンキを塗る（アースをとる）
⑥ カーテンにシールドクロスを使う

　これらの対策をとる上で大事なことは、無線LANやコードレス電話など、室内で電磁放射線を飛ばす機器がないこと。

■シールドクロスなどで「安全な睡眠を確保する」

　家丸ごとの対策がとれないときは、「安全な睡眠を確保する」ために、「シールドクロスでできた蚊帳の中で寝る」「寝室の内側にステンレス板を貼る」（アースをとる）などがあります。

　旅行に出かけたときなど、宿にはほぼ無線LANが設置されています。シールドクロスの持参が必要かもしれません。

　電磁放射線に被曝したなと思った日には、裸足になって地球に直接アースすることも大事です。電磁放射線の少ない「過疎地」などは宝です。確保しておくことをお勧めします。

さまざまな電磁放射線対策製品

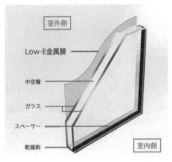

Low-E ペアガラス（YKKAP HP）

ガルバリウム鋼板
（WELLNEST HOME HP）

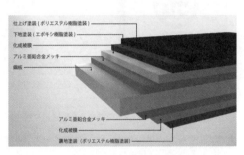

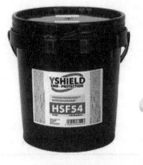

シールドペンキとアース器具
（住環境測定協会 HP）

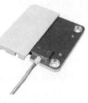

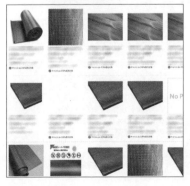

大手ショッピングサイトに出品されている
各種シールドクロス

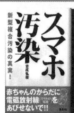

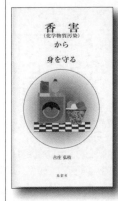

── 書籍の注文は鳥影社まで ──

- FAX　0120-586-771（24 時間受付）
- TEL　03-5948-6470
- Mail: order@choeisha.com

〈著者紹介〉

古庄弘枝（こしょう　ひろえ）

大分県・国東半島生まれ。ノンフィクションライター。

著書に以下のものがある。

『5G ストップ！電磁波過敏症患者たちの訴え＆彼らに学ぶ電磁放射線から身を守る方法』（鳥影社）

『スマホ汚染　新型複合汚染の真実！』（鳥影社）

『スマホ汚染（電磁放射線被曝）から赤ちゃん・子どもを守る』（鳥影社）

『マイクロカプセル香害──柔軟剤・消臭剤による痛みと哀しみ』（ジャパンマシニスト社）

『香害（化学物質汚染）から身を守る』（鳥影社）

『携帯電話亡国論　携帯電話基地局の電磁波「健康」汚染』（藤原書店）

『あらかい健康キャンプ村──日本初、化学物質・電磁波過敏症避難施設の誕生』（新水社）

『見えない汚染「電磁波」から身を守る』（講談社＋α新書）

『沢田マンション物語──２人で作った夢の城』（講談社＋α文庫）

『モー革命──山地酪農で「無農薬牛乳」をつくる』（教育史料出版会）

『どくふれん（独身婦人連盟）──元祖「シングル」を生きた女たち』（ジュリアン）

『彼女はなぜ成功したのか』（はまの出版）

『就職できない時代の仕事の作り方』（はまの出版）

『「わたし」が選んだ 50 の仕事』（亜紀書房）

『女たちのロングライフ物語　老人ホームではなく大家族をつくる』（鳥影社）

5G（第5世代移動通信システム）から身を守る

2020年 5月 12日初版第1刷発行
2021年 3月 16日初版第2刷発行

著　者　古庄弘枝
発行者　百瀬精一
発行所　鳥影社 (www.choeisha.com)
〒160-0023　東京都新宿区西新宿3-5-12トーカン新宿7F
電話　03-5948-6470, FAX 0120-586-771
〒392-0012　長野県諏訪市四賀229-1(本社・編集室)
電話 0266-53-2903, FAX 0266-58-6771
印刷・製本　鳥影社印刷部

定価（本体 500 円＋税）

© Hiroe Kosho 2021 printed in Japan
ISBN978-4-86265-813-5　C0030

乱丁・落丁はお取り替えします。